Ines Kammoun
Sana Sellami

Fisiologia integrativa e engenharia da saúde

Ines Kammoun
Sana Sellami

Fisiologia integrativa e engenharia da saúde

ScienciaScripts

Imprint
Any brand names and product names mentioned in this book are subject to trademark, brand or patent protection and are trademarks or registered trademarks of their respective holders. The use of brand names, product names, common names, trade names, product descriptions etc. even without a particular marking in this work is in no way to be construed to mean that such names may be regarded as unrestricted in respect of trademark and brand protection legislation and could thus be used by anyone.

Cover image: www.ingimage.com

This book is a translation from the original published under ISBN 978-620-3-45007-1.

Publisher:
Sciencia Scripts
is a trademark of
Dodo Books Indian Ocean Ltd. and OmniScriptum S.R.L publishing group

120 High Road, East Finchley, London, N2 9ED, United Kingdom
Str. Armeneasca 28/1, office 1, Chisinau MD-2012, Republic of Moldova, Europe
Printed at: see last page
ISBN: 978-620-5-79779-2

FISIOLOGIA INTEGRATIVA E ENGENHARIA SANITÁRIA

ÍNDICE

Está agora a realizar um estudo sobre o assunto mais fascinante O

seu próprio corpo

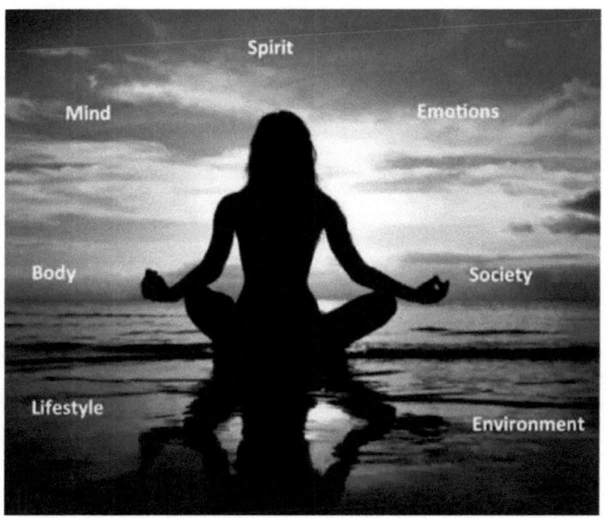

Objectivos:

1- Determinar os níveis de organização estrutural do corpo humano

2- Explicar o princípio da relação entre estrutura e função

3- Argumentar princípios de sustentação da vida: gerir a sua saúde

CAPÍTULO 1: ORGANIZAÇÃO DO CORPO HUMANO

Esta exploração não só é extremamente pessoal, como também é de grande actualidade(l). (l) Dificilmente passa um dia sem que os meios de comunicação social anunciem alguma descoberta médica. Saber como funciona o corpo humano ajudá-lo-á, por exemplo, a apreciar (figura 1) descobertas recentes em engenharia genética, a compreender melhor novos métodos de diagnóstico e tratamento de doenças, e a tirar o máximo partido da informação sobre como se manter saudável(2-5).

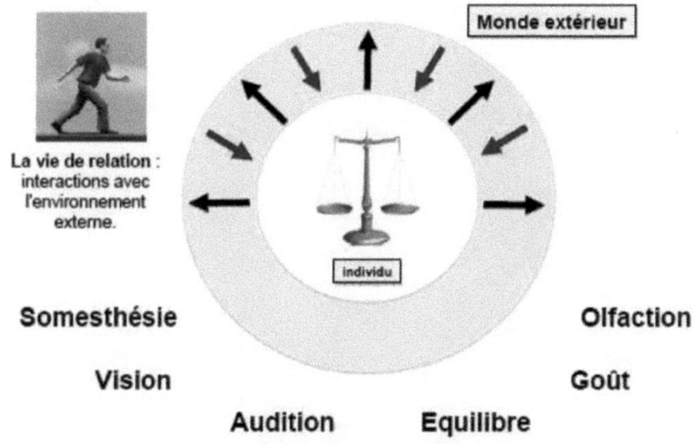

Figura 1: Desde o indivíduo até ao mundo exterior

Explicamos os três princípios fundamentais que <u>constituem</u> a base do nosso estudo do corpo humano, nomeadamente **a relação entre estrutura e função, organização estrutural** e **homeostasia.**

1. DEFINIÇÃO DE FISIOLOGIA:

A fisiologia preocupa-se com a forma como partes do corpo funcionam, ou seja, como desempenham o seu papel e contribuem para a manutenção da vida. Assim, a fisiologia engloba um grande número de especialidades, a maioria das quais se concentra no funcionamento de sistemas particulares. Por exemplo, a fisiologia renal estuda o funcionamento dos rins e a produção de urina, a neurofisiologia explica o funcionamento do sistema nervoso e a fisiologia cardiovascular examina o funcionamento do coração e dos vasos sanguíneos(6). Enquanto que **a anatomia** dá uma **imagem estática do** corpo, a fisiologia realça a natureza dinâmica do organismo.

Em fisiologia, estamos frequentemente interessados no que acontece a nível celular ou molecular porque as capacidades funcionais do corpo dependem do funcionamento celular, que depende das reacções químicas que ocorrem no interior das células (Figura 2)(4).

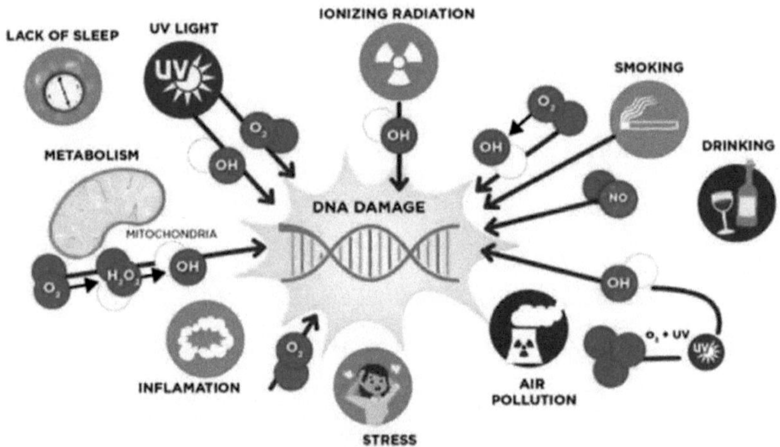

Figura 2: Stress celular e formação de radicais livres, uma abordagem integrativa para compreender a patologia

Para compreender a fisiologia, é necessário conhecer alguns princípios da química e da física, que explicam, por exemplo, as correntes eléctricas, a pressão nos vasos sanguíneos e o movimento produzido pela acção dos músculos sobre os ossos.

> **O que é a fisiologia?**
>
> A fisiologia é o estudo das funções da matéria viva.
>
> Preocupa-se com a forma como um organismo realiza as suas várias actividades: como se alimenta, como se move, como se adapta às circunstâncias em mudança no seu ambiente, como gera novas gerações. O tema é vasto e engloba a totalidade dos processos da vida.

2. RELAÇÃO ENTRE ESTRUTURA E FUNÇÃO:

Embora a anatomia e a fisiologia possam ser estudadas separadamente, estas duas disciplinas científicas são de facto inseparáveis, porque a função reflecte sempre a estrutura. Por outras palavras, um órgão desempenha apenas as funções que a sua estrutura lhe permite desempenhar. A isto chama-se **o princípio da relação entre estrutura e função.**

Assim, os ossos suportam e protegem os órgãos graças aos minerais que contêm e que lhes dão a sua dureza(7) ; o sangue só pode passar através do coração numa direcção porque este órgão tem válvulas que impedem o refluxo, e os pulmões podem dar origem a trocas gasosas porque contêm alvéolos com paredes extremamente finas.

3. NÍVEIS DE ORGANIZAÇÃO ESTRUTURAL:

O corpo humano tem vários níveis de complexidade

No fundo desta hierarquia está o nível químico, onde pequenas partículas de matéria, átomos, se combinam para formar moléculas como a água e as proteínas.

Por sua vez, estas moléculas combinam-se de formas específicas para formar organelas, que são os blocos fundamentais de construção da célula. As células são as unidades mais pequenas de organismos vivos (Figura 3).

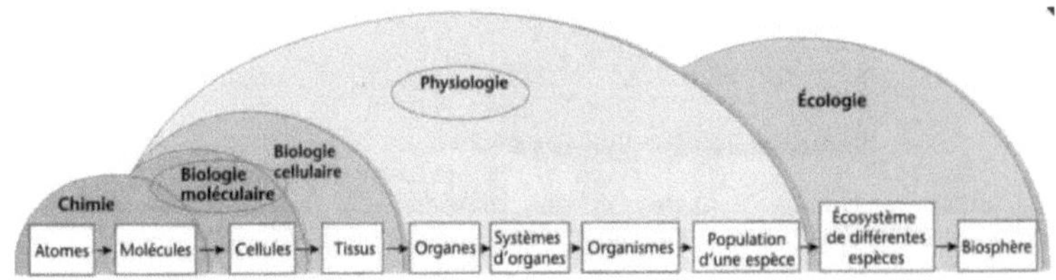

Figura 3: Os diferentes níveis de organização e os campos de estudo correspondentes

Os blocos de construção do corpo são **as células**, que são agrupadas para **formar** tecidos. As células diferem muito na forma e função, mas todas elas têm certas características em comum.

*Primeiro, são delimitadas por uma membrana militante, a membrana plasmática. Esta membrana delimita o citoplasma, que contém uma série de estruturas chamadas **organelas** que desempenham funções específicas na célula (os glóbulos vermelhos maduros são uma excepção importante, uma vez que o seu citoplasma não contém organelas)

*Em segundo lugar, as células têm a capacidade de decompor moléculas grandes em moléculas mais pequenas para libertar **energia** para as suas actividades.

*Terceiro, em algum momento das suas vidas, todas as células têm um núcleo que contém informação genética sob a forma de ácido desoxirribonucleico (ADN).

As células vivas estão continuamente a transformar materiais. Dividem a **glucose** e as gorduras para fornecer energia para actividades como a motilidade e a síntese de **proteínas** para o crescimento e reparação. Estas alterações químicas são colectivamente conhecidas como metabolismo. A decomposição de moléculas grandes em moléculas pequenas chama-se catabolismo e a síntese de moléculas grandes a partir de moléculas pequenas chama-se anabolismo.

Os tecidos são grupos de células semelhantes que desempenham a mesma função. Existem quatro tipos principais de tecido no ser humano: tecido epitelial, tecido muscular, tecido conjuntivo e tecido nervoso. Cada tipo de tecido desempenha um papel específico no corpo.

Em resumo, o tecido epitelial cobre a superfície do corpo e alinha as suas cavidades internas (Figura 4); o tecido muscular produz movimento; o tecido conjuntivo suporta o corpo e protege os órgãos; e o tecido nervoso permite uma rápida comunicação interna através da transmissão de impulsos nervosos.

Um órgão é uma estrutura distinta composta por dois ou mais tipos de tecido e tem uma função específica no corpo.

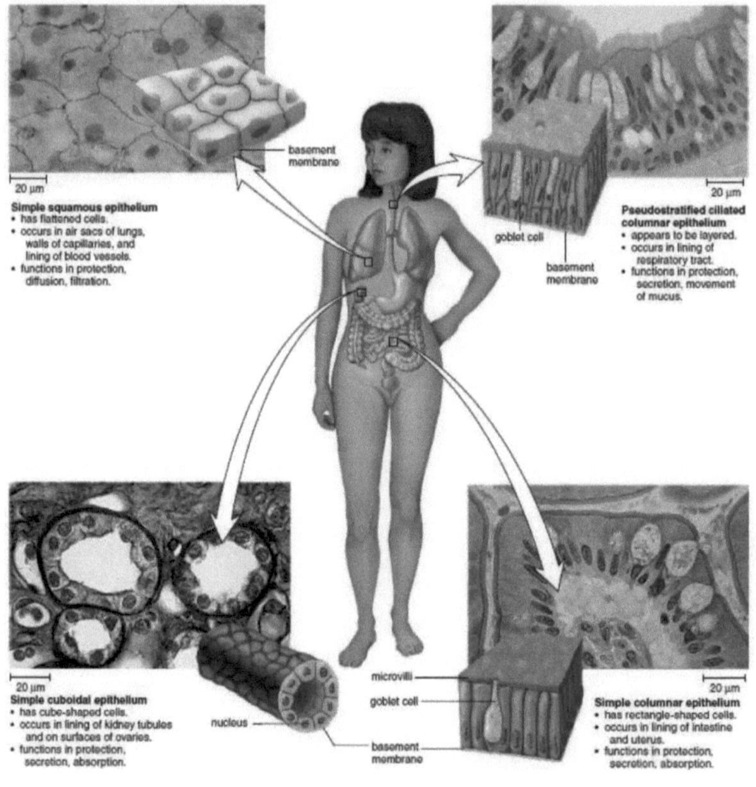

__Figura 4: Os diferentes tecidos epiteliais do corpo__

Cada órgão pode ser representado como uma estrutura funcional especializada que realiza uma actividade essencial que nenhum outro órgão pode realizar no seu lugar.

A nível dos órgãos, ocorrem processos fisiológicos extremamente complexos.

***Por exemplo, o estômago é revestido **por um epitélio** que segrega, entre outras coisas, o suco gástrico; a sua parede é constituída principalmente por **tecido muscular** cujo papel é amassar e misturar o conteúdo gástrico (alimento); esta parede principalmente muscular e macia é reforçada por **tecido conjuntivo**; **as suas fibras nervosas** aceleram a digestão estimulando a contracção muscular e a secreção do suco gástrico.

O nível seguinte de organização é o sistema de **<u>nivelamento dos sistemas</u>** é composto por órgãos que trabalham em conjunto para desempenhar uma única função (Figura 5).

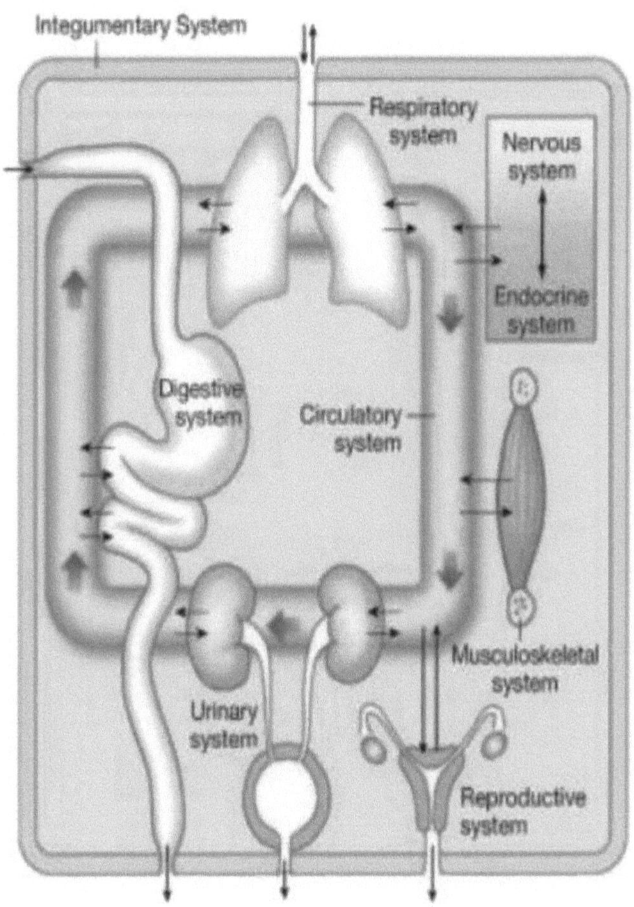

**Figura 5: Integração entre os sistemas do corpo.**

CAPÍTULO 2: OS PRINCIPAIS SISTEMAS FISIOLÓGICOS

A nível dos organismos, existem 11 sistemas de organismos (Figura 6).

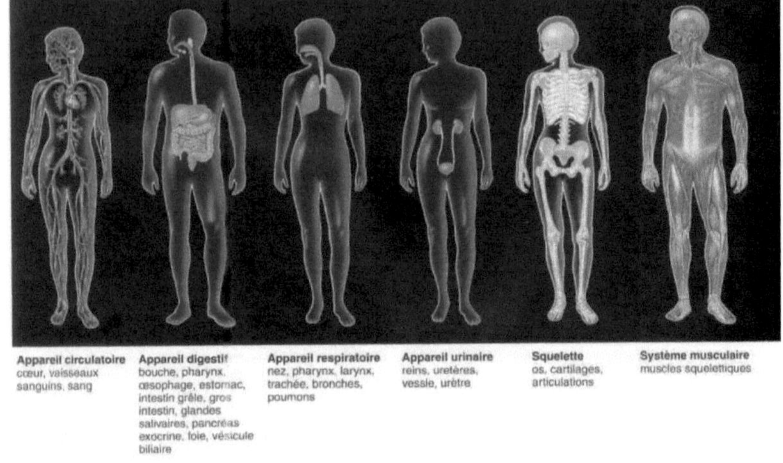

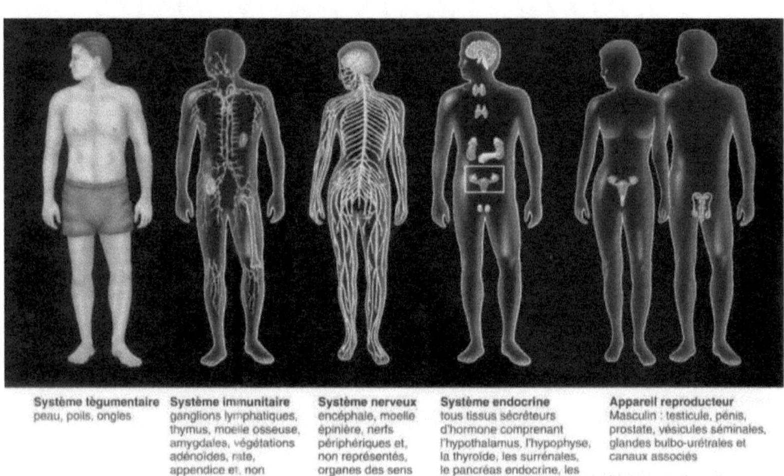

Figura 6: Os diferentes sistemas do corpo

- <u>Sistemas cardiovasculares e linfáticos</u>: a fisiologia preocupa-se com os factores responsáveis pelo batimento do coração, a sua acção de bombeamento, o fluxo de sangue para a circulação e a distribuição do sangue para os tecidos, conforme necessário

- o sistema respiratório: as questões fisiológicas importantes são

  *Como é que o ar entra e sai dos pulmões?

  *Como é que o volume de ar respirado é ajustado para satisfazer as necessidades do corpo?

  *O que limita a taxa de absorção de oxigénio nos pulmões?

  *Como é que os pulmões estão protegidos das partículas transportadas pelo ar que as podem danificar?

- o sistema digestivo: as principais questões fisiológicas são :

  *Como é que os alimentos são decompostos e digeridos?

  *Como é cada nutriente absorvido?

  *Como é que os alimentos se movem através do intestino?

  *Como é eliminado o resíduo não digerível do corpo?

- o sistema renal: as principais questões fisiológicas são :

  *Como é que os rins regulam a composição do sangue?

  * como é que eliminam os resíduos tóxicos?

  *Como é que respondem a tensões como a desidratação?

  *Que mecanismos permitem o armazenamento e a eliminação da urina?

- o sistema reprodutivo: as questões-chave são

  *Como são produzidos o esperma e os óvulos?

    *Qual é o mecanismo da fertilização?

    *Como é que o embrião se desenvolve?

    *como se dá o nascimento do feto plenamente desenvolvido

    *como o recém-nascido se alimenta até ser desmamado

- o sistema músculo-esquelético: a sua principal função é proporcionar movimento para a locomoção, manutenção da postura e respiração. Fornece também apoio físico aos órgãos internos.

- os sistemas endócrino e nervoso: as actividades dos diferentes sistemas de órgãos devem ser coordenadas e reguladas de modo a agirem em concertação para satisfazer as necessidades do organismo. Dois sistemas de controlo desenvolveram-se através da evolução: o sistema nervoso e o sistema endócrino. O sistema nervoso utiliza sinais eléctricos (figura 7) para transmitir informação muito rapidamente a células ou grupos de células específicos.

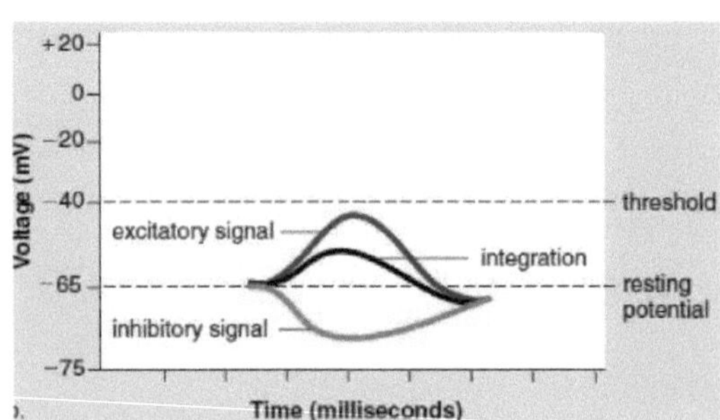

Figura 7: Integração de sinais ao nível de um neurónio

Por exemplo, os nervos transmitem sinais eléctricos aos músculos esqueléticos para controlar e coordenar as suas contracções (Figura 8).

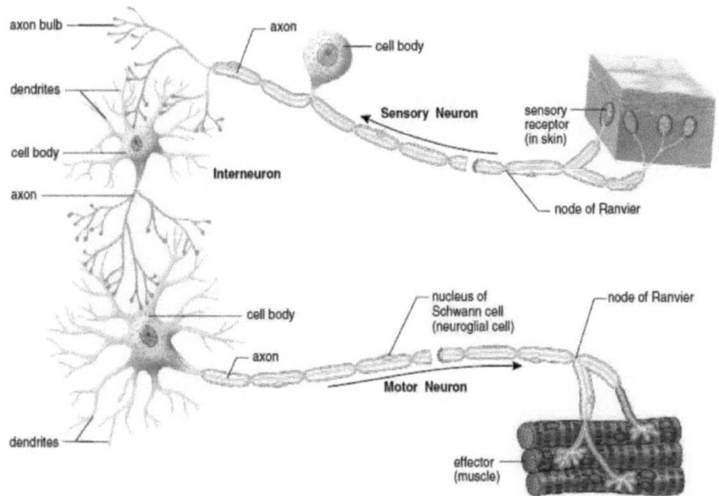

Figura 8: Correlação entre a disposição dos neurónios e as suas funções

O sistema endócrino segrega agentes químicos, hormonas, que viajam na corrente sanguínea para as células sobre as quais exercem um efeito regulador. As hormonas desempenham um papel importante na regulação de muitos sistemas fisiológicos diferentes. São particularmente importantes no crescimento, na regulação do metabolismo e na regulação do ciclo menstrual e de outros aspectos da reprodução (figura 9).

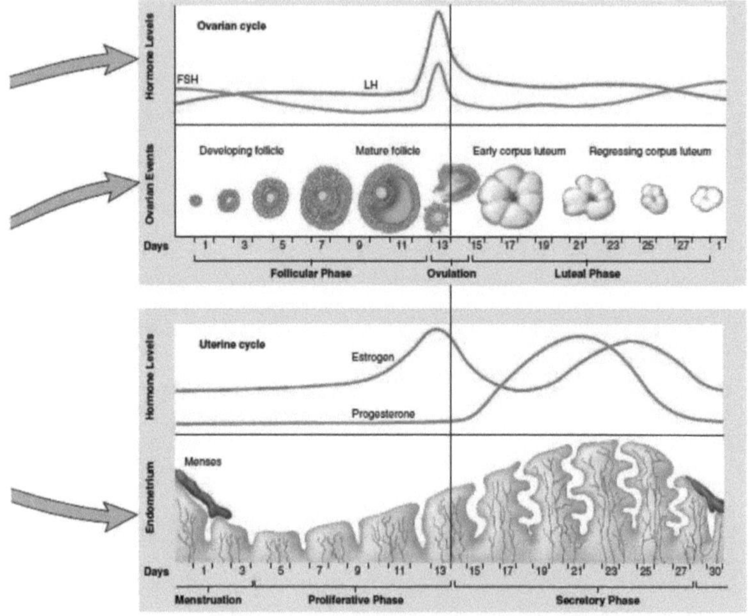

Figura 9: O ciclo menstrual feminino.

-Os <u>sistemas imunitário e integumentário</u>. O sistema imunitário fornece ao corpo defesas contra infecções matando organismos estranhos e eliminando células doentes ou danificadas. O sistema tegumentar refere-se à pele e às suas estruturas relacionadas (cabelo, unhas, etc.). Para além do seu papel óbvio na cobertura e protecção das estruturas internas do corpo contra danos causados por forças mecânicas, o sistema tegumentar previne a perda de água e actua como uma barreira contra organismos estranhos. A pele também tem um papel importante na regulação da temperatura corporal, enquanto os seus órgãos sensoriais e terminações nervosas são uma importante fonte de informação sobre o ambiente local.

Embora seja útil estudar como cada órgão desempenha as suas funções, é essencial reconhecer que a actividade do corpo como um todo depende das interacções complexas entre os diferentes sistemas de órgãos. Se uma parte de um sistema falhar, podem esperar-se consequências noutros sistemas em todo o corpo.

***Por exemplo, se os rins começarem a funcionar mal, a regulação do ambiente interno é alterada, o que pode levar a perturbações funcionais noutros sistemas fisiológicos (por exemplo, batimentos cardíacos irregulares).

1. *SUPORTE VIDA:*

Como todos os animais complexos, os humanos devem manter os seus limites, mover-se, responder às mudanças no seu ambiente, ingerir e digerir alimentos, ter actividade metabólica, eliminar desperdícios, reproduzir-se e crescer.

É importante compreender que todas as células do corpo são interdependentes, porque o ser humano é um organismo multicelular e as suas funções vitais estão distribuídas entre vários sistemas diferentes. Os sistemas não funcionam de forma independente, mas colaboram para o bem-estar de todo o organismo (figura 10).

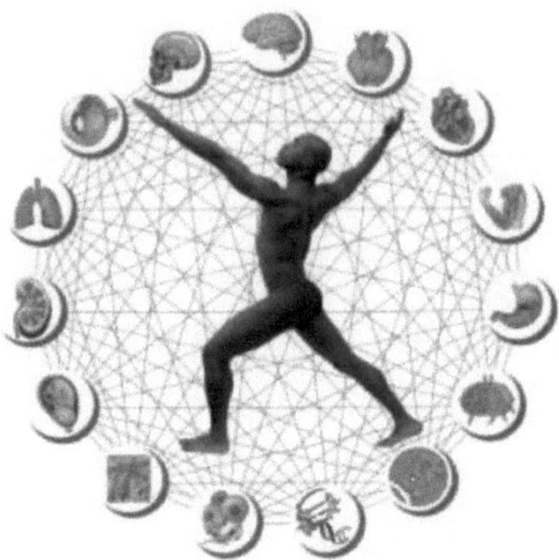

Figura 10: Os sistemas trabalham em conjunto para o bem-estar de todo o organismo

1.1. Manutenção dos limites:

Cada organismo vivo deve manter fronteiras entre o seu ambiente (ambiente externo) e o seu ambiente interno (o interior do organismo).

Em organismos unicelulares, este limite consiste numa membrana que forma um envelope e permite a entrada de substâncias úteis, impedindo ao mesmo tempo a passagem de substâncias desnecessárias ou prejudiciais. Da mesma forma, todas as células do corpo humano são delimitadas por uma membrana <u>selectivamente permeável</u>.

Além disso, todo o nosso corpo está coberto e protegido pelo sistema tegumentar (a pele), que impede que os órgãos internos sequem (o que seria fatal), ao mesmo tempo que os protege dos agressores microbianos e dos efeitos nocivos do calor, da luz solar e das inúmeras substâncias químicas no ambiente.

1.2. Movimento:

Por movimento entendemos todas as actividades permitidas pelo sistema muscular, tais como andar a pé, correr ou nadar, e manipular objectos no ambiente com a agilidade dos nossos dedos (Figura 11)(8).

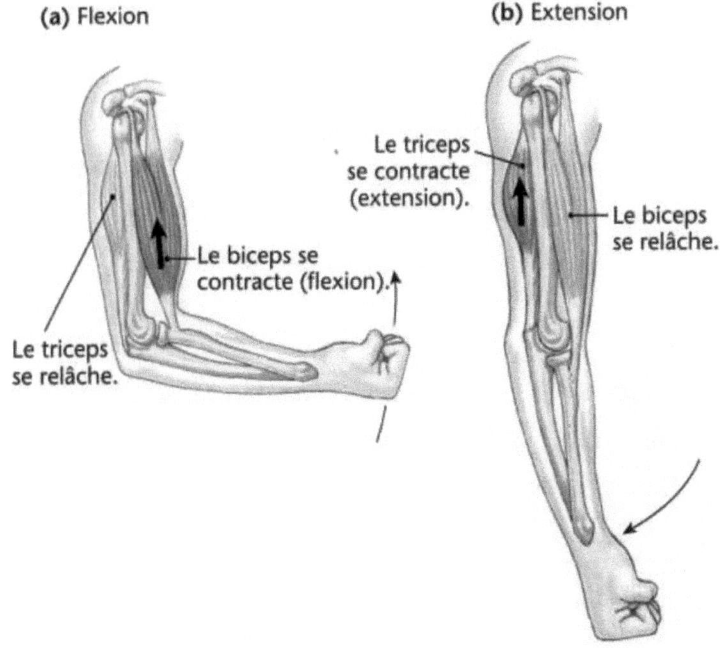

Figura 11: Grupos musculares antagónicos: os músculos trabalham em conjunto como uma unidade

O sistema esquelético é a estrutura em que os músculos esqueléticos que entram em acção estão ligados. A circulação do sangue no sistema cardiovascular, o movimento dos alimentos no sistema digestivo e o fluxo de urina no sistema urinário são também movimentos realizados por outro tipo de músculo(9).

1.3. Excitabilidade:

A excitabilidade é a capacidade de perceber mudanças (estímulos) no ambiente e de responder adequadamente.

***Por exemplo, se magoar a mão com um estilhaço de vidro, tem imediatamente um reflexo de retracção, ou seja, afasta involuntariamente a mão do estímulo doloroso (o estilhaço de vidro). Nem sequer tem de pensar nisso, é automático.

Um fenómeno semelhante ocorre quando a concentração de dióxido de carbono (CO_2) no sangue sobe a um nível perigoso: os quimiorreceptores intervêm então enviando mensagens para os centros do cérebro que regulam a respiração, e a taxa de respiração aumenta.

1.4. Digestão:

A digestão é o processo de decomposição dos alimentos em moléculas simples que podem passar para a corrente sanguínea. O sangue carregado de nutrientes é então entregue a todas as células do corpo através do sistema cardiovascular(10).

1.5. Metabolismo:

O termo metabolismo ("mudança de estado") engloba todas as reacções químicas que têm lugar dentro das células. Metabolismo inclui a decomposição de certas substâncias nas suas unidades constituintes (mais precisamente chamado **catabolismo**), a síntese de estruturas celulares mais complexas a partir de materiais simples (**anabolismo**), e a produção de moléculas de ATP a partir de nutrientes e oxigénio (através da respiração celular) que fornecem energia para as actividades celulares (Figura 12). O metabolismo depende dos sistemas digestivo e respiratório, uma vez que movimentam nutrientes e oxigénio para a corrente sanguínea, e do sistema cardiovascular, que distribui estas substâncias essenciais por todo o corpo. O metabolismo é regulado principalmente pelas hormonas secretadas pelas glândulas do sistema endócrino.

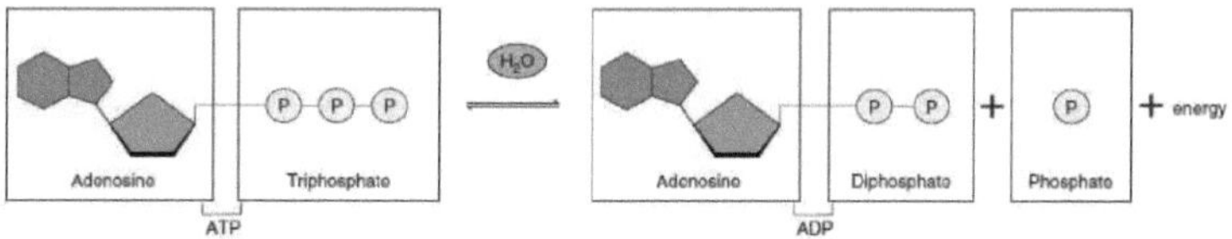

Figura 12: Energia ATP universal para células

1.6.   Excreção:

A excreção é a remoção de excrementos, ou resíduos de produtos do corpo. Para funcionar correctamente, o organismo deve livrar-se de substâncias desnecessárias, tais como resíduos da digestão, ou mesmo de substâncias potencialmente tóxicas, tais como subprodutos do metabolismo.

Vários sistemas estão envolvidos na função excretora.

***Por exemplo, os resíduos alimentares não digeridos são excretados pelo sistema digestivo sob a forma de fezes, e o sistema urinário excreta resíduos metabólicos nitrogenados como a ureia na urina. O dióxido de carbono (CO_2), um subproduto da respiração celular, é transportado pelo sangue para os pulmões e expelido com o ar exalado (Figura 13).

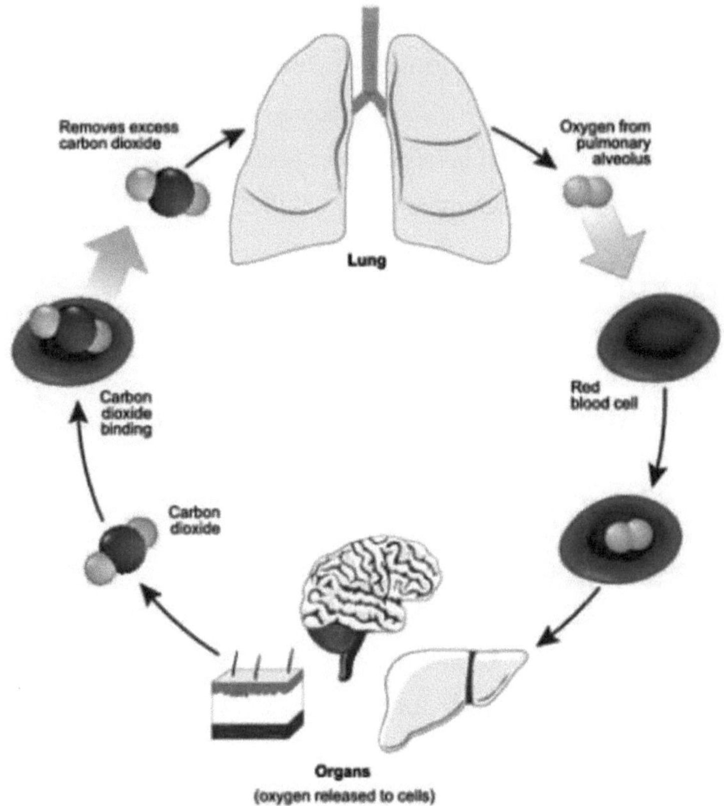

Figura 13: Intercâmbio respiratório

1.7. Reprodução:

A reprodução tem lugar a nível celular e organísmico. As células reproduzem-se por divisão celular (mitose) (Figura 14), com uma célula original a produzir duas células filhas idênticas para assegurar o crescimento ou a cura de uma lesão. A reprodução do organismo humano, ou seja, a geração de um novo ser humano, é a função do sistema genital. O sistema genital é directamente responsável pela reprodução, mas o seu funcionamento é finamente afinado pelas hormonas do sistema endócrino.

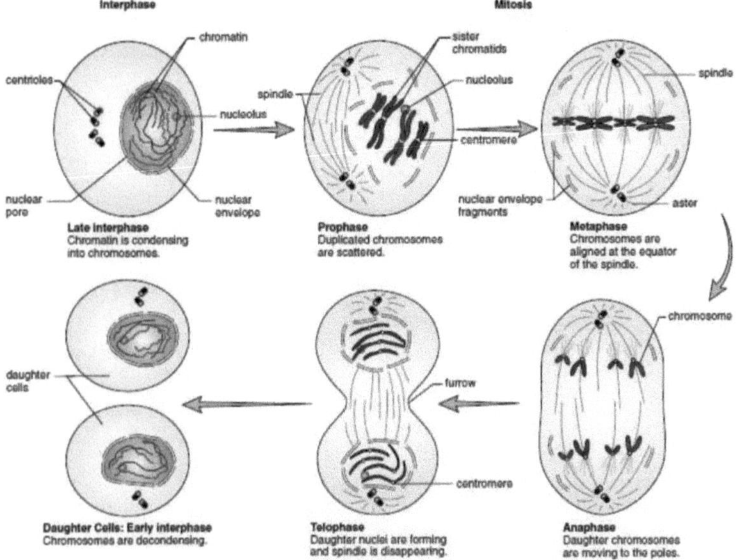

Figura 14: Interfase e mitose

1.8. O crescimento:

O crescimento é o aumento do tamanho de uma parte do corpo ou de todo o organismo, geralmente através da multiplicação de células. Note-se, no entanto, que as células também crescem quando não estão a dividir-se. Para que ocorra um crescimento real, a taxa de actividades anabolizantes (sintéticas) deve exceder a taxa de actividades catabólicas (degradantes).

CAPÍTULO 3: HOMEOSTASIA

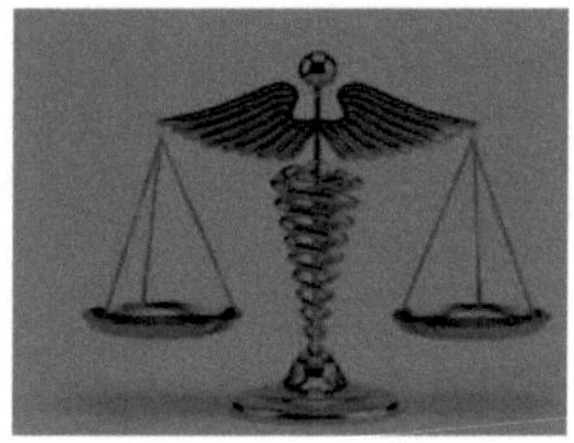

A homeostase é a manutenção de um estado estável ou equilíbrio das funções fisiológicas do corpo.

Este é o princípio fundador da fisiologia integradora (11)

De facto, o nosso corpo é constituído por milhões de células que estão quase sempre activas.

A maioria das células do nosso corpo não são muito tolerantes às mudanças no seu ambiente.

Vários mecanismos fisiológicos estão envolvidos na manutenção deste equilíbrio (11). (figura 15).

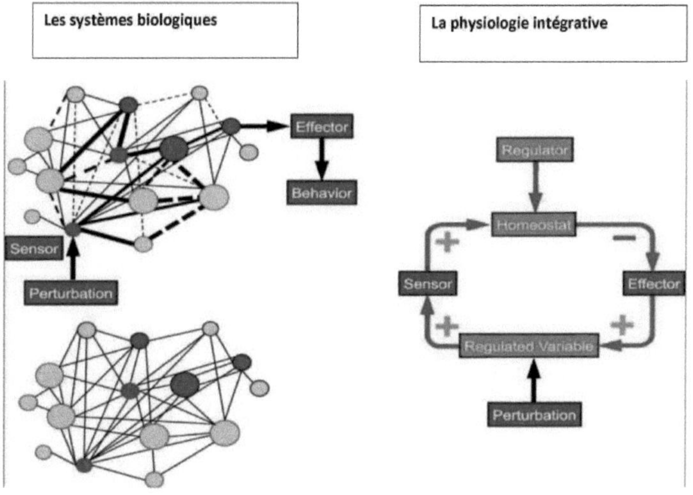

O ambiente interno é chamado **fluido extracelular** do corpo **(ECF)** que envolve as células. O ECL é uma transição entre o ambiente externo e o **fluido intracelular (ICF)** dentro das células. Como o ECL é uma <u>zona tampão entre </u>o mundo exterior e a maioria das células do corpo, os processos fisiológicos elaborados evoluíram para manter a sua composição relativamente estável (Figura 16).

Quando a composição do LEC varia fora do intervalo normal, são activados mecanismos compensatórios que permitem um regresso ao normal.

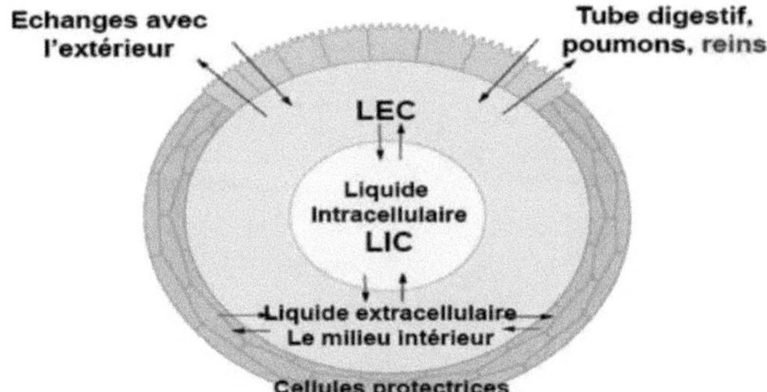

***Por exemplo, quando bebe um grande volume de água, a diluição do seu LEC activa um mecanismo que faz com que os seus rins eliminem este excesso de água, protegendo assim as suas células da diluição.

A homeostase, a manutenção de um ambiente interno estável, é uma condição essencial para o funcionamento normal das células, tecidos e órgãos do corpo.

Em 1929, o fisiologista americano Walter Cannon falou da "sabedoria do corpo"; cunhou a palavra homeostasia [homeo-=similar; -stasis=condição] para descrever a capacidade do organismo de manter o seu meio interno relativamente estável apesar das constantes flutuações no ambiente(12).

Walter Cannon escreve que: "o termo não implica algo fixo e imutável, uma estagnação. Significa uma condição que pode variar, mas que é relativamente constante.

A noção de equilíbrio está no cerne da compreensão da homeostase

É um estado de **equilíbrio dinâmico em** que as condições internas variam, mas sempre dentro de limites relativamente estreitos. Em geral, a homeostase é considerada como sendo mantida quando o organismo é capaz de satisfazer as suas necessidades e funcionar bem.

Quase todos os sistemas contribuem para a estabilização do ambiente interno.

À medida que envelhecemos, os nossos órgãos e mecanismos reguladores tornam-se menos eficientes e o nosso ambiente interno torna-se mais instável, criando um maior risco de doença e as mudanças inerentes ao envelhecimento.

1. COMO É QUE O CORPO MANTÉM A HOMEOSTASE?

No decurso de um dia, um adulto consome cerca de 1kg de alimentos. Num mês, isso é cerca de 30 kg. No entanto, em geral, o peso corporal permanece notavelmente constante. Diz-se que esta pessoa está em **equilíbrio**; o consumo de alimentos e bebidas corresponde às necessidades necessárias para as actividades corporais normais, mais as perdas de urina e fezes. Em algumas circunstâncias, como a fome, o consumo não corresponde às necessidades do corpo e o tecido muscular é decomposto para fornecer glucose para a produção de energia. Aqui, a ingestão de proteínas é inferior à taxa de decomposição e diz-se que o indivíduo tem **um balanço negativo de azoto** (sendo o azoto um componente característico dos aminoácidos que compõem as proteínas).

Do mesmo modo, se os tecidos do corpo estiverem em construção, como é o caso de crianças em crescimento, mulheres grávidas e atletas no início do seu treino, a ingestão diária de proteínas deve ser superior à rotação habitual do corpo, para que o indivíduo esteja em **equilíbrio positivo de nitrogénio.**

Outro exemplo bem conhecido é o equilíbrio alcançado entre a ingestão de líquidos e a produção de urina. O mecanismo da sede e a produção de urina pelos rins são cuidadosamente controlados para assegurar que o volume de fluido corporal é mantido em grande parte constante. Se uma pessoa estiver desidratada, bebe para restabelecer o volume de fluido corporal assim que a água estiver disponível. Inversamente, o consumo de uma grande quantidade de água é seguido muito rapidamente por um aumento da produção de urina muito diluída, o que remove o excesso de água. Em ambos os casos, o volume de fluidos corporais é mantido dentro de limites estreitos.

A comunicação entre as diferentes partes do corpo é essencial para a homeostase (Figura 17). <u>O sistema nervoso e o sistema endócrino</u> recebem e transmitem a maior parte da informação necessária para manter **o equilíbrio**.

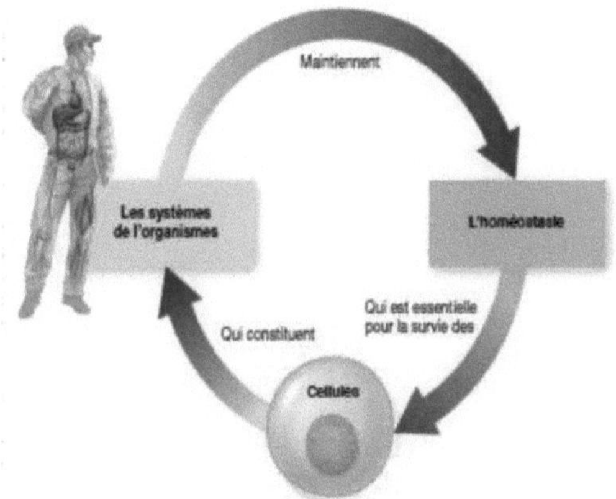

Figura 17: A interdependência de células, sistemas corporais e homeostasia

Aqui descrevemos as características regulamentares básicas da homeostase. Independentemente do factor a ser controlado (chamado variável), todos os mecanismos reguladores têm pelo menos três componentes interdependentes. O primeiro, o **receptor**, é essencialmente um sensor cujo papel é monitorizar o ambiente e responder a mudanças, ou estímulos, enviando informação (input) para o segundo elemento, que é o centro regulador.

O centro de regulação, que estabelece o valor de referência (nível ou intervalo dentro do qual a variável deve ser mantida), analisa os dados que recebe e determina a resposta apropriada. A informação (saída) deixa então o centro de controlo e percorre o caminho eferente até ao terceiro elemento, o efetor.

O **efector** é o meio pelo qual o centro regulador implementa a resposta (saída) ao estímulo. A resposta produz então um feedback que actua sobre o estímulo; pode ter o efeito de o reduzir (inibição do feedback), de modo a que todo o mecanismo regulador deixe de funcionar, ou pode reforçá-lo (activação do feedback) para amplificar a reacção.

l.l.mecanismos de feedback:

A maioria dos mecanismos de regulação da homeostase são mecanismos de feedback, ou seja, sistemas que, pela sua resposta, terminam o estímulo inicial ou reduzem a sua intensidade. O valor da variável muda assim em sentido contrário à mudança inicial e regressa a um valor "ideal", daí o termo "retro-inibição" (Figura 18).

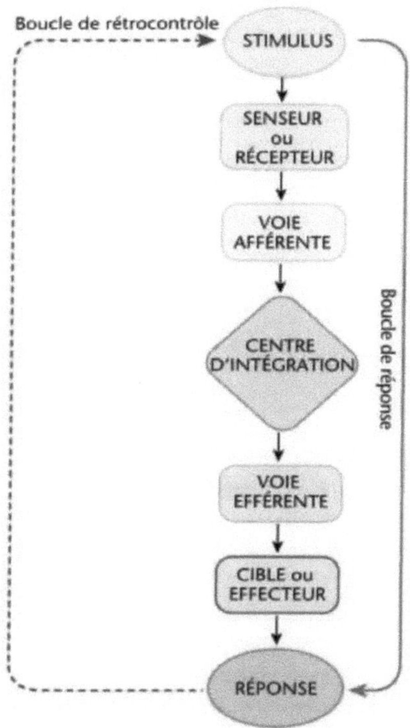

Figura 18: Laço de feedback fisiológico.

***Vamos tomar o exemplo de um sistema de feedback não-biológico: uma unidade de ar condicionado ligada a um termóstato. O termóstato contém tanto o receptor como o centro de controlo. Se o termóstato estiver regulado para 26 °C, a unidade de ar condicionado (o efector) é ligada assim que a temperatura ambiente subir acima deste valor. A unidade arrefece então o ar ambiente; quando a temperatura atinge 26 °C ou ligeiramente abaixo, o termóstato desliga a unidade de ar condicionado. O ciclo "ligado" e "desligado" assim criado mantém a temperatura na sala bastante próxima do valor desejado de 26°C.

O "termostato" do seu corpo, localizado numa parte do cérebro chamada hipotálamo, funciona muito da mesma maneira(13).

A regulação da temperatura corporal é uma das muitas formas em que o sistema nervoso assegura a estabilidade do ambiente interno (Figura 19). Para sobreviver e permanecer activo num ambiente frio, o corpo deve compensar a perda constante de calor produzindo uma quantidade equivalente de calor. O calor é produzido e gasto a nível celular como resultado de processos metabólicos complexos que convertem os alimentos em glicogénio. O glicogénio é uma substância (composto bioquímico) que actua como "combustível" para os processos bioquímicos subjacentes a todas as funções vitais, incluindo a produção de calor.

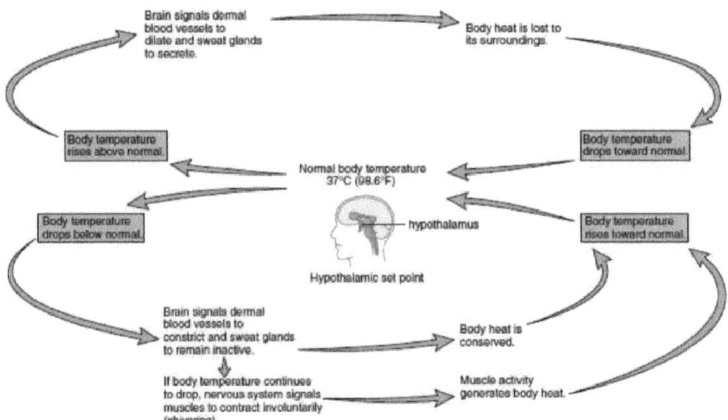

Figura 19: Homeostasia e regulação da temperatura corporal

O reflexo da retirada, que citamos como exemplo de excitabilidade, é um mecanismo regulador nervoso que assegura uma rápida retirada da mão na presença de um estímulo doloroso como o contacto com um estilhaço de vidro.

O sistema endócrino também desempenha um papel importante na manutenção da homeostase. A regulação da glucose no sangue por insulina é um bom exemplo de um mecanismo de feedback hormonal. Quando a concentração de glucose no sangue aumenta, os receptores no corpo sentem esta mudança, e o pâncreas (o centro regulador) estimula a libertação de insulina para o sangue. Esta alteração, por sua vez, desencadeia as células a reabsorverem mais glicose, de modo a que os níveis de glicose no sangue caiam. A diminuição do açúcar no sangue pára então o estímulo que desencadeou a libertação de insulina. A capacidade do organismo para regular o seu ambiente interno é de importância primordial, e todos os mecanismos de feedback funcionam para prevenir mudanças súbitas e importantes no organismo(14). A temperatura corporal e a manutenção do volume de sangue são apenas dois exemplos de variáveis que são ajustadas desta forma, mas há centenas! Outros mecanismos de feedback regulam o ritmo cardíaco, tensão arterial, frequência e amplitude respiratória, e concentrações de oxigénio, dióxido de carbono e minerais no sangue.

1.2 Mecanismos de retro-activação:

Os mecanismos de feedback amplificam o estímulo original, o que reforça a actividade (saída). Esta é uma 'activação' porque a mudança produzida está na mesma direcção que a flutuação inicial, de modo que a variável se afasta cada vez mais do seu valor inicial ou intervalo de valores. Os mecanismos de feedback geralmente regem fenómenos pouco frequentes que não requerem ajustes contínuos. Em geral, desencadeiam uma série de eventos que podem ser auto-perpetuadores e auto-reforçadores. É por isso que são frequentemente referidos como "em cascata".

***O mecanismo de feedback pelo qual a oxitocina, uma hormona hipotalâmica, aumenta a intensidade das contracções uterinas durante o parto. A oxitocina faz com que as contracções se tornem mais frequentes e mais vigorosas, resultando na libertação de mais oxitocina e num aumento do número de contracções até o parto estar completo (figura 20). Neste ponto, o estímulo que provocou a libertação da ocitocina desaparece, pondo assim fim ao mecanismo de feedback.

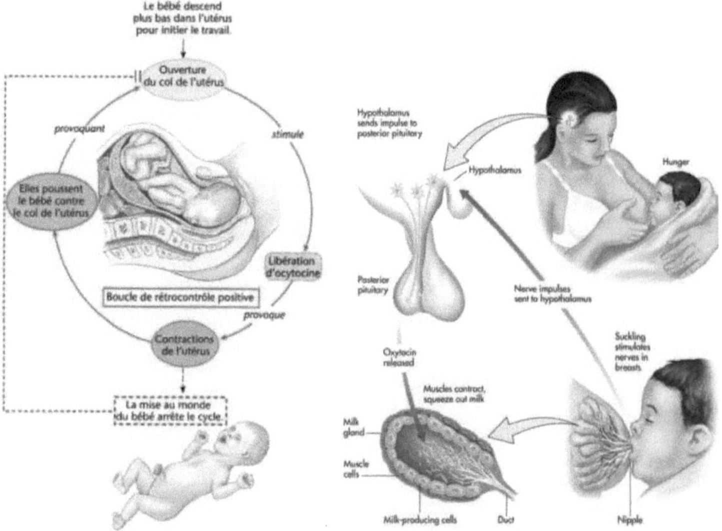

__Figura 20: Reflexo neurohormonal: Papel da oxitocina__

***Exemplo: Reacções de hemostasia (ou a paragem da hemorragia), normalmente ocorrem pouco tempo após a ruptura da parede de um vaso sanguíneo, e este mecanismo complexo fornece excelentes exemplos de regulação de feedback de uma importante função do órgão. Quando um vaso sanguíneo é danificado, fragmentos de células sanguíneas chamadas plaquetas agregam-se imediatamente no local da lesão e libertam substâncias químicas que atraem outras plaquetas.

A acumulação cada vez mais rápida destes elementos sanguíneos pluga temporariamente a lesão. A formação do tampão temporário (chamado tampão de plaquetas) pára o mecanismo de feedback que produziu a acumulação de plaquetas, mas inicia outra série de reacções em cascata que conduzirá à formação de coágulos. Os mecanismos de feedback geralmente não mantêm a homeostase do corpo(15). No entanto, os efeitos de alguns mecanismos de feedback, incluindo a coagulação, estão limitados a partes específicas do corpo.

***Por exemplo, a formação de coágulos é acelerada em vasos danificados, mas normalmente não se propaga a toda a circulação.

Para minimizar o intervalo de tempo entre a alteração de uma variável regulada e a acção do efetor, é vantajoso para o organismo antecipar qualquer alteração provável. Isto é conseguido em muitos casos através de um controlo preditivo *(feedforward)* em que a variação é antecipada e as acções são iniciadas para minimizar a sua magnitude. No caso da regulação da glicose, a secreção de insulina começa antes da ingestão de alimentos causar um aumento significativo dos níveis de glicose no sangue. Esta secreção é iniciada por sinais nervosos que têm origem no cérebro como resposta do corpo a uma refeição (fase cefálica da secreção).

A combinação de feedback negativo e controlo feedforward é eficaz na regulação de muitas variáveis fisiológicas a curto prazo, mas o organismo deve também regular muitas funções a longo prazo em resposta a várias tensões. Este tipo de regulação é conhecido como controlo adaptativo(16).

Resumo: Muitos parâmetros fisiológicos são mantidos dentro de limites restritos por mecanismos de feedback negativo e mecanismos de controlo preditivos (feedforward). A isto chama-se homeostasia.

Mas algumas funções fisiológicas envolvem feedbacks positivos auto-limitados que provocam variações numa quantidade a ser reforçada em vez de inibida.

2. *FISIOLOGIA TRANSLACIONAL:*

Actualmente, a evolução do sistema de saúde, descentralização e formação, na actual **reengenharia da** formação médica, levou ao desenvolvimento da fisiologia translacional, que liga os resultados da investigação básica, **essenciais para qualquer progresso, à investigação clínica próxima dos pacientes, e finalmente às políticas de saúde pública (18).** A fisiologia translacional como campo dinâmico de investigação e aplicação (figura 21) fornece uma resposta a várias considerações

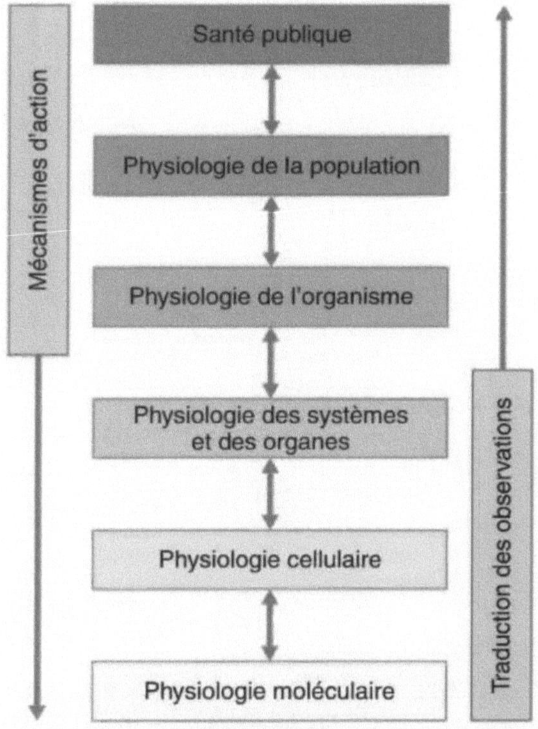

Figura 21: Fluxograma da fisiologia translacional.

*** por exemplo

Como é que o **exercício** afecta a expressão genética dentro do músculo ao enviar um sinal?

A importância da **genética** na determinação das estruturas e funções dos seres vivos

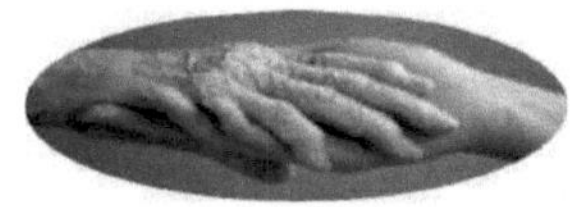

O estudo do envelhecimento é um bom exemplo do fisiologia translacional

De facto, o avanço da idade é um factor de risco para o aparecimento de muitas doenças crónicas (hipertensão, diabetes, osteoporose, etc.) (Figura 22)(5, 17)

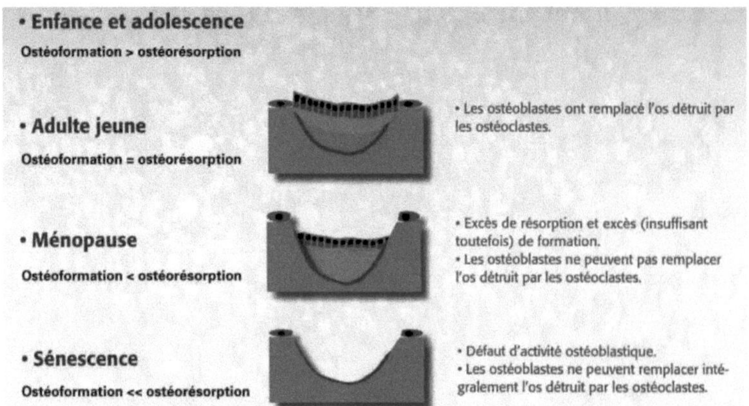

Figura 22: Evolução do equilíbrio osteoformação-osteoresorreabsorção com a idade

Este é um grande desafio para o nosso sistema de saúde e para a nossa sociedade em geral(19).

O envelhecimento saudável requer uma melhor compreensão da fisiologia do envelhecimento na sua totalidade: desde o nível mais pequeno (molecular) (Figura 23), até ao nível mais elevado (saúde pública)

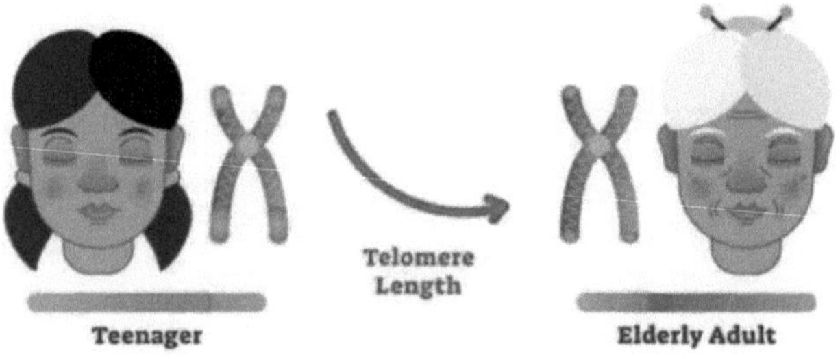

O conceito de fisiologia translacional é inspirado em primeiro lugar pelas necessidades dos cidadãos, questionando a capacidade do sistema de saúde para lhes responder e referindo-se a um perfil susceptível de funcionar melhor neste contexto e de definir claramente as novas competências de formação que serão construídas.

REFERÊNCIAS

1. Miura Y, Li MY, Revah O, Yoon SJ, Narazaki G, Pasca SP. Engineering brain assembloids to interrogate human neural circuits. Protocolos da natureza. 2022;17(1):15-35.

2. Hester RL, Pruett W, Clemmer J, Ruckdeschel A. Simulação de fisiologia integrativa para a educação médica. Morfologia: boletim informativo da Associação de Anatomistas. 2019;103(343): 187-93.

3. Steel A, Goldenberg JZ, Hawrelak JA, Foley H, Gerontakos S, Harnett JE, et al. Fisiologia integrativa e prática naturopática tradicional: Resultados de um estudo de observação internacional. Investigação em medicina integrativa. 2020;9(4):100424.

4. Schaub JA, Hamidi H, Subramanian L, Kretzler M. Systems Biology and Kidney Disease. Revista clínica da Sociedade Americana de Nefrologia: CJASN. 2020;15(5):695-703.

5. Sieck GC. Fisiologia em Perspectiva: Os Sistemas Fisiológicos Respondem ao Tempo. Fisiologia (Bethesda, Md). 2020;35(2):84-5.

6. Hawkes LA, Fahlman A, Sato K. O que é o fisiologismo? Introdução à questão temática, parte 2. Transacções filosóficas da Royal Society of London Series B, Ciências Biológicas. 2021;376(1831):20210028.

7. Camal Ruggieri IN, Cícero AM, Issa JPM, Feldman S. Bone fracture healing: perspectivas de acordo com a base molecular. Journal of bone and mineral metabolism. 2021;39(3):311-31.

8. Benoussaad M. Protocolo de identificação sob FES e síntese de padrões de estimulação para reabilitação em sujeito ferido da medula espinal

Protocolo de identificação FES e síntese de sequências de estimulação em doentes lesionados da medula espinal: Université Montpellier II - Sciences et Techniques du Languedoc; 2009.

9. Matuszewska A, Syczewska M. Análise dos movimentos das extremidades superiores durante a marcha: O seu papel para o equilíbrio dinâmico. Andamento e postura. 2023;100:82-90.

10.   Patricia JJ, Dhamoon AS. Fisiologia, Digestão. StatPearls. Treasure Island (FL): StatPearls Publishing

Copyright © 2022, StatPearls Publishing LLC; 2022.

11.   Goldstein DS. Como acontece a homeostase? Fisiologia integradora, sistemas biológicos, e perspectivas evolutivas. Revista americana de fisiologia Fisiologia reguladora, integradora e comparativa. 2019;316(4):R301-r17.

12.   Canhão WB. Palestras sobre Emoções e Homeostasia, Paris, 1930: Edições BHMS; 2020.

13.   Cathomas F, Murrough JW, Nestler EJ, Han MH, Russo SJ. Neurobiologia da Resiliência: Interface entre a Mente e o Corpo. Psiquiatria Biológica. 2019;86(6):410-20.

14.   Storz JF. Adaptação a Alta-Altitude: Perspectivas Mecânicas da Genómica e Fisiologia Integradas. Biologia Molecular e Evolução. 2021;38(7):2677- 91.

15.   Luo S, Hu D, Wang M, Zipfel PF, Hu Y. Complemento em Hemólise - e Trombose - Doenças Relacionadas. Fronteiras em imunologia.

2020;11:1212.

16.   Claassen J, Thijssen DHJ, Panerai RB, Faraci FM. Regulação do fluxo sanguíneo cerebral no ser humano: fisiologia e implicações clínicas da auto-regulação. Revisões fisiológicas. 2021;101(4):1487-559.

17.   Chung MCM, Kennedy BK. Envelhecimento: Mecanismos, Medidas, e Intervenções. Proteomics. 2020;20(5-6):e1800336.

18.   Seal D.R. s. Translational physiology :from molecules to public health", the Journal of Physiology.2013; 591:3457-3469.

19.   Kibble JD. Usando a fisiologia do envelhecimento normal como um exercício de integração de pedra de remate num curso de fisiologia médica. Avanços no ensino da fisiologia. 2021;45(2):365-8.

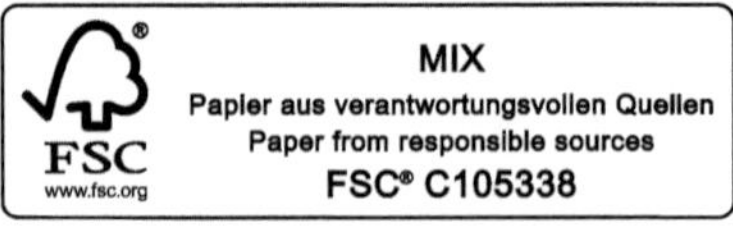

Printed by Books on Demand GmbH, Norderstedt / Germany